CONTRIBUTION A L'ÉTUDE

DU TRAITEMENT

DES HÉMOPTYSIES

PAR

Mlle GAVRILENKO

DOCTEUR EN MÉDECINE

MONTPELLIER
IMPRIMERIE, MONTANE SICARDI ET VALENTIN
Rue Ferdinand-Fabre et Quai du Verdanson
1911

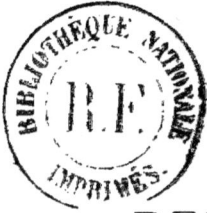

CONTRIBUTION A L'ÉTUDE

DU TRAITEMENT

DES HEMOPTYSIES

.

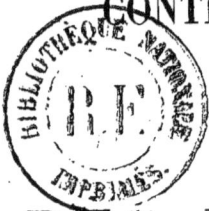

CONTRIBUTION A L'ÉTUDE

DU TRAITEMENT

DES HÉMOPTYSIES

PAR

Mlle GAVRILENKO

DOCTEUR EN MÉDECINE

MONTPELLIER
IMPRIMERIE, MONTANE SICARDI ET VALENTIN
Rue Ferdinand-Fabre et Quai du Verdanson
1911

PERSONNEL DE LA FACULTÉ

Administration

MM. MAIRET (✳). . . . . DOYEN
SARDA.. . . . . ASSESSEUR
IZARD . . . . SECRÉTAIRE

Professeurs

Clinique médicale	MM. GRASSET (✳).
	Chargé de l'enseign^t de pathol. et thérap. génér
Clinique chirurgicale	TÉDENAT (✳).
Clinique médicale.	CARRIEU.
Clinique des maladies mentales et nerv.	MAIRET (✳).
Physique médicale	IMBERT.
Botanique et hist. nat. méd. . . . . . . ,	GRANEL.
Clinique chirurgicale	FORGUE (✳)
Clinique ophtalmologique.	TRUC (✳).
Chimie médicale.	VILLE.
Physiologie	HEDON.
Histologie	VIALLETON
Pathologie interne.	DUCAMP.
Anatomie.	GILIS (✳).
Clinique chirurgicale infantile et orthop.	ESTOR.
Microbiologie	RODET.
Médecine légale et toxicologie	SARDA.
Clinique des maladies des enfants	BAUMEL.
Anatomie pathologique.	BOSC.
Hygiène.	BERTIN-SANS (H.)
Pathologie et thérapeutique générales . .	RAUZIER.
	Chargé de l'enseignement de la clinique médicale.
Clinique obstétricale.	VALLOIS
Thérapeutique et matière médicale. . . .	VIRES.

Professeurs adjcints : MM. DE ROUVILLE, PUECH, MOURET
Doyen honoraire : M. VIALLETON
Professeurs honoraires : MM. E. BERTIN-SANS (✳), GRYNFELTT
HAMELIN (✳)
M. H. GOT, *Secrétaire honoraire*

Chargés de Cours complémentaires

Clinique ann. des mal. syphil. et cutanées	MM. VEDEL, agrégé.
Clinique annexe des mal. des vieillards. .	LEENHARDT, agrégé.
Pathologie externe	LAPEYRE, agr. lib.
Clinique gynécologique.	DE ROUVILLE, prof. adj.
Accouchements.	PUECH, Prof. adj.
Clinique des maladies des voies urinaires	JEANBRAU, agr. libr.
Clinique d'oto rhino-laryngologie	MOURET, Prof. adj.
Médecine opératoire.	SOUBEYRAN, agrégé.

Agrégés en exercice

MM. GALAVIELLE	MM. LAGRIFFOUL	MM. DERRIEN
VEDEL	GAUSSEL	MASSABUAU
SOUBEYRAN	RICHE	EUZIÈRE
GRYNFELTT ED.	CABANNES	LECERCLE
LEENHARDT	DELMAS (Paul).	FLEIG, chargé des fonc.

Examinateurs de la Thèse

MM. RAUZIER, *président.*	MM. GAUSSEL, *agrégé.*
GRASSET, *prof.*	EUZIERE, *agrégé.*

JE DÉDIE CE TRAVAIL

A TOUS LES MIENS

A J. S.

A MES AMIS

A MON PRÉSIDENT DE THÈSE
MONSIEUR LE PROFESSEUR RAUZIER

GAVRILENKO.

AVANT-PROPOS

Arrivée aux termes de nos études, nous sommes heureuse d'adresser l'hommage de notre reconnaissance aux maîtres qui ont contribué à notre instruction médicale. Ce devoir nous paraît particulièrement doux à remplir vis-à-vis de M. le professeur Rauzier qui nous fait le grand honneur de présider au dernier acte de notre scolarité. A notre admiration pour son enseignement si clair et si attrayant se joint encore un sentiment de respectueuse et profonde estime pour le maître qui nous a appris à aimer la médecine et les malades. Les paroles seront toujours insuffisantes pour exprimer les sentiments de gratitude que nous éprouvons pour lui.

Nous tenons à remercier aussi M. le professeur Grasset d'avoir bien voulu faire partie du jury de notre thèse. Ce maître éminent nous a charmée par son enseignement brillant et nous a appris à nous intéresser aux lois générales de la médecine.

Nous garderons un souvenir reconnaissant et ému de M. Guérin-Valmale, professeur de clinique d'accouchement à Marseille. Ses leçons pleines de vie et d'entrain nous ont initiée aux difficultés de la pratique obstétricale et nous ont donné le désir d'approfondir, quand les circonstances nous seront favorables, nos connaissances de l'art des accouchements. Le départ de ce maître d'un

VIII

abord si facile, d'un savoir aussi étendu, a été vivement regretté par les étudiants de Montpellier qui ont perdu en lui un maître particulièrement estimé et aimé.

Nous adressons nos bien sincères remerciements à M. le professeur agrégé Riche, notre premier maître en chirurgie, qui a su rendre si intéressantes les consultations de l'Hôpital-Général.

M. le professeur agrégé Euzière qui n'a pas oublié qu'il a été hier encore notre camarade sur les bancs de l'Ecole, a su gagner par son attitude simple tous les cœurs.

Nous le remercions vivement d'avoir accepté de faire partie du jury de notre thèse.

M. le professeur agrégé Gaussel a obligeamment mis à notre disposition les matériaux cliniques du « Bon accueil » pour que nous puissions mener à bonne fin le travail qu'il nous a inspiré. Il nous a traité toujours avec la plus grande bienveillance dans les nombreuses circonstances où nous avons eu à mettre sa bonté à l'épreuve. Nous lui devons des remerciements comme élève et comme malade.

Mais là ne se borne pas notre dette vis-à-vis de ce Maître. Nous n'oublierons jamais que nous avons trouvé auprès de Mme et de M. Gaussel des amis qui nous ont accueillie à leur foyer dès notre arrivée à l'étranger. Seules les personnes éloignées de leur famille comprendront combien il est doux de trouver un accueil cordial, une bonté jamais démentie, un cœur qui réchauffe et remplace l'affection des siens. Les paroles nous manquent pour exprimer notre gratitude.

CONTRIBUTION A L'ÉTUDE

DU TRAITEMENT

DES HÉMOPTYSIES

I. LES HÉMOPTYSIES. DÉFINITION. ÉTIOLOGIE PATHOGÉNIE

L'hémorragie qui se fait à la surface des bronches et celle qui se produit dans le parenchyme pulmonaire a comme symptôme consécutif le crachement du sang, — l'hémoptysie. Donc l'hémoptysie est le rejet du sang venant des voies respiratoires, comme l'hématémèse est le vomissement du sang venant des voies digestives.

Les hémoptysies bronchiques sont causées par une fluxion sanguine : effort, refroidissement, diminution de la pression barométrique ; quelquefois, elles sont supplémentaires d'un flux ou d'une hémorragie habituelle : menstruation, hémorroïdes, — mais le plus souvent, elles sont associées à la tuberculose pulmonaire, qu'elles devancent ou accompagnent.

Les hémorragies bronchiques sont quelquefois associées à l'ectasie des artérioles qui accompagne la dilatation bronchique. Elles accompagnent souvent les kystes hydatiques du poumon, la gangrène pulmonaire, l'embolie. Elles se

produisent fréquemment au cours de l'hémophilie, du pur-
pura.

Les hémorragies pulmonaires sont souvent passives et
dues à une stase, comme par exemple dans les affections
mitrales et seraient provoquées alors par la gêne mécanique, d'après certains auteurs, la dilation et l'insuffisance
du cœur droit, d'après d'autres, ou encore par l'embolie
cardiaque (Gérhardt).

Les fièvres éruptives, la variole surtout, agissent de deux
façons pour provoquer des hémoptysies : en altérant les
vaisseaux et en rendant le sang plus fluide.

Dans certains cas, il est difficile de se prononcer sur
l'origine de l'hémoptysie. Est-elle bronchique ou pulmonaire, comme, par exemple, dans le cancer pulmonaire, sy-
philis, gangrène pulmonaire, tuberculose.

Mais quelle que soit l'origine de l'hémorragie, — bronchique ou pulmonaire, — elle est accompagnée de rejet du
sang par la bouche, et suivant que le sang a subi ou non
l'altération dans les voies respiratoires par un séjour
plus ou moins prolongé dans les bronches, le sang rejeté
est rouge vermeil ou noir.

Dans aucune maladie, le crachement de sang n'est aussi
fréquent, et ne constitue un des symptômes les plus im-
portants que dans la tuberculose pulmonaire. C'est celui
qui affole le plus les malades, c'est souvent le seul qui permet de poser le diagnostic ferme de la tuberculose.

Les hémoptysies surviennent à toutes les époques de la
tuberculose pulmonaire, mais elles sont surtout fréquen-
tes au début de la maladie, comme symptôme initial et
souvent même unique de la tuberculose, et, à la fin, à la
période des cavernes.

Les hémoptysies, qu'on observe dans la première période
de la maladie, se présentent tantôt sous la forme de petits

crachements de sang ; tantôt le malade rejette, au milieu des saccades de toux, une certaine quantité de sang rouge vermeil et spumeux.

Dans quelques cas, l'hémoptysie est d'emblée très abondante. Le malade se met à tousser, un liquide chaud lui monte à la gorge, et le sang jaillit en telle quantité qu'on dirait plutôt que c'est un vomissement.

Les hémoptysies tuberculeuses peuvent devancer les autres symptômes et se répéter au milieu d'une santé en apparence excellente, car le tubercule, dès sa formation, provoque les fluxions qui s'étendent, tantôt par voie directe, — on a alors des hémoptysies, — tantôt par voie réflexe aux voies respiratoires et même à la muqueuse nasale : il est fréquent de voir les épitaxis précéder ou accompagner les hémoptysies.

La congestion pulmonaire, d'origine tuberculeuse, est donc une cause de ces hémoptysies au début de la tuberculose. Il est probable aussi que l'oblitération des vaisseaux par des produits tuberculeux provoque des fluxions collatérales, congestion violente, qui aboutit à la rupture des capillaires et à l'hémoptysie, qui est favorisée encore par la présence de la toxine tuberculeuse, toxine vasodilatatrice « ectasine » de Bouchard.

Ces hémoptysies du type fluxionnaire sont susceptibles d'être influencées par un certain nombre de causes internes ou externes : dans les cas de sensibilité vaso-motrice, d'éréthisme circulatoire très prononcé, l'application des agents révulsifs (pointes de feu, iode, etc.), surtout dans les formes superficielles, peut occasionner les hémoptysies. Les climats excitants (climats de montagne), stimulant les réflexes vaso-moteurs, peuvent favoriser les hémoptysies chez des sujets congestifs.

Les hémoptysies tardives ne surviennent qu'à la période des cavernes.

Elles peuvent être dues à des poussées nouvelles de congestion, — mais c'est surtout la rupture de petits anévrismes de Rasmussen, formés aux dépens de l'artère pulmonaire dans les parois de cavernes, qui donne ces hémoptysies abondantes, quand le malade crache le sang à pleine bouche, et la mort peut survenir en quelques minutes.

II. MÉDICATION HÉMOSTATIQUE GÉNÉRALE

« Les hémoptysies légères, petites hémorragies, se gué-
rissent par les moyens hygiéniques, sans rien faire, ou
malgré le traitement », dit Ortega Morejon (Congrès na-
tional de la tuberculose 1906).

Le fait dominant du mécanisme des hémoptysies est
l'augmentation de la pression sanguine dans la circulation
pulmonaire. Pour être rationnelle, la médication, destinée
à combattre les hémoptysies, doit s'inspirer de cette donnée
pathogénique, et avoir pour but de diminuer la tension
intra-pulmonaire, et cependant, le traitement classique
des hémoptysies abondantes, graves, consacré par de lon-
gues années de son application clinique (nous voulons
nommer l'ergotine), ne tient aucun compte de la patho-
génie de ce symptôme et produit l'augmentation de la pression sanguine intrapulmonaire.

Dans certains cas, on doit se poser la question : faut-il
oui ou non arrêter l'hémorragie ? Certaines hémorragies
sont utiles et doivent être respectées. Ce sont des hémorragies supplémentaires qui débarrassent l'organisme par
la voie détournée des déchets qui n'ont pu être éliminés
par la voie normale, des hypertendus et des congestifs,
qui rétablissent l'équilibre de la tension sanguine géné-

rale, des intoxiqués qui jouent le rôle d'une saignée salu-
taire, en permettant l'élimination d'une certaine quantité
de toxine. Bien entendu, on intervient lorsque ces hémorragies dépassent une certaine limite.

Il nous a paru intéressant de passer en revue les différents moyens employés pour combattre l'hémoptysie et
comparer leur valeur relative, leur efficacité, en se basant
sur les données fournies par la physiologie et l'expérimentation.

Mais avant de passer à la discussion du traitement des
hémoptysies en général, du choix du moyen, nous voulons rappeler brièvement les principes généraux du traitement hémostatique.

Le mécanisme intime de l'hémostase spontanée a, pour
le thérapeute un intérêt primordial, car les processus thérapeutiques copient les processus physiologiques.

Toute plaie vasculaire, si minime soit-elle, occasionne-
rait une perte de sang illimitée, si l'organisme ne possé-
dait pas certains procédés d'hémostase spontanée. Une
défense contre les hémorragies est donc une absolue né-
cessité vitale. Cette défense est réalisée par :

1° Vaso-constriction locale ;

2° Coagulation du sang au niveau de la plaie vasculaire ;

3° Réparation de cette plaie.

La médication hémostatique doit comprendre deux groupes de procédés : 1°) l'hémostase directe au niveau même
du point qui saigne et 2°) l'hémostase indirecte par l'in-
termédiaire de la circulation générale ou par voie réflexe. Dans chacun de ces groupes entrent des médicaments qui provoquent la vaso-constriction locale ou générale, ou favorisent la coagulation sanguine rendant le sang

plus visqueux, adhérent aux parois de la plaie vasculaire,
si c'est elle qui est cause de l'hémorragie, ou le sang rendu
plus visqueux ne transfuse plus à travers les parois vasculaires et l'hémorragie s'arrête.

Les agents qui rendent le sang plus coagulable, qui favorisent la formation du caillot et l'arrêt de l'hémorragie,
ne sont pas bien nombreux. Lorsque l'hémostase par formation du caillot est réalisable, elle est supérieure à la
simple vaso-constriction, car cette dernière cesse lorsque
le spasme vasculaire cesse.

La coagulation locale et l'oblitération de la plaie vasculaire par le caillot ainsi formé, est le procédé de choix
lorsque le vaisseau saignant est accessible ; ce n'est pas
le cas dans les hémoptysies quand on doit avoir recours
à des médicaments hémostatiques coagulants autres, qui
agissent sur tout le système circulatoire. Ainsi le *perchlo-
rure de fer,* si vanté autrefois pour l'hémostase locale n'est
plus guère utilisé, étant caustique. Son emploi comme hémostatique général n'a pas donné de résultats bien nets.

C'est la *gélatine,* dont les propriétés coagulantes sont
connues depuis longtemps, qui fut étudiée au point de vue
de son action physiologique par Dastre et Floresco, et dont
l'emploi thérapeutique a été fait pour la première fois
par Carnot, en 1896.

La gélatine accroit la plasticité du sang, favorise sa
coagulation, détermine l'hémostase grâce à ses propriétés
d'adhérence moléculaire, de viscosité, de gélification. En
plus, elle favorise le processus ultérieur de la cicatrisa-
tion, seulement l'injection directe dans les vaisseaux offre
trop de danger (on risque d'amener des coagulations massives et de provoquer des embolies), et c'est surtout l'injection du sérum gélatiné qui est le procédé de choix. Seulement, la gélatine, bon hémostatique en applications lo-

cales, n'offre pas les mêmes avantages introduite par la voie circulatoire, d'autant plus qu'on ne sait pas quelle est la dose utile respectant la fluidité du sang, et en même temps favorisant sa coagulation au niveau de la partie qui saigne.

Le *chlorure de calcium* fut introduit en thérapeutique par Wright, qui affirmait que la gélatine n'agit que par sa teneur en sels de chaux et la gélatine décalcifiée n'ayant, d'après cet auteur, aucune action hémostatique. Le chlorure de calcium est un sel peu toxique et, employé à la dose de 4 à 6 grammes par jour, il accroit la plasticité du sang. Employé en injections intraveineuses, il pourrait provoquer des coagulations massives. Les injections sous-cutanées de ce sel sont douloureuses : le chlorure de calcium est caustique.

L'usage prolongé de chlorure de calcium par la voie buccale, au lieu d'augmenter, diminue la plasticité du sang. « Le sang décalcifié, d'une part, et le sang hypercalcifié de l'autre, sont également incoagulables. » (Carnot.)

La vaso-constriction étant la défense naturelle de l'organisme contre les hémorragies, elle se produit grâce à un réflexe parti de la plaie vasculaire ou d'un point plus ou moins voisin du revêtement cutané. Donc, il est possible d'obtenir la vaso-constriction du vaisseau qui saigne en excitant un point correspondant de l'organisme.

Les températures extrêmes dans un sens ou dans l'autre déterminent de la vaso-constriction.

Le *froid* sous forme de glace, de pulvérisations d'éther, de chlorure d'éthyle produit, au niveau même de son application une vaso-constriction, mais ce même agent peut provoquer la vaso-constriction réflexe en agissant à distance ; dans les hémoptysies, la glace, les boissons glacées, sont les premiers moyens auxquels on a recours.

La *chaleur* est un agent hémostatique bien supérieur au froid : la vaso-constriction réflexe est la même, mais en plus, à l'inverse du froid, la chaleur agit favorablement sur le processus de coagulation.

L'*antipyrine* est un bon vaso-constricteur en applications locales. Son action vaso-motrice générale ne peut pas être utilisée pour l'hémostase, car (Carnot), « l'antipyrine administrée par voie gastrique ou même par la voie sous-cutanée, agit sur les centres vaso-moteurs et détermine au début une excitation de ces centres qui se traduit par une élévation de la pression sanguine, et, bientôt après, une paralysie consécutive plus prolongée qui se traduit par une vaso-dilatation avec chute progressive de la pression ».

La *cocaïne,* dont les propriétés vaso-constrictrices la font largement employer en chirurgie, n'est nullement utilisée en cas d'hémorragie inaccessible.

L'*adrénaline,* principe actif des capsules surrénales, possède, même à doses minimes, le pouvoir vaso-constricteur. Ces propriétés l'ont fait utiliser, avec grand succès d'ailleurs, comme hémostatique local principalement en ophtalmologie et en rhinologie.

Il n'est nullement utilisable pour l'hémostase générale, comme nous le verrons plus loin.

L'*ergot,* sous forme d'ergotine ou autre, est le type des médicaments vaso-constricteurs généraux, il est le plus utilisé, le plus anciennement connu. Il agit d'une façon générale sur tout le système musculaire lisse : muscles de l'utérus, de l'intestin, des vaisseaux. Cette action physiologique de l'ergot est directement utilisée pour l'hémostase.

L'*hydrastis canadensis* a été utilisé contre les hémorragies utérines par Gordon, en 1837. L'action physiologique de ce médicament n'est pas bien nette. Son action théra-

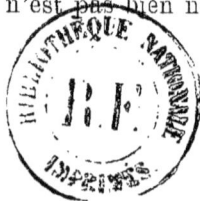

peutique est très limitée : on ne l'emploie guère que dans les hémorragies utérines. Huchard a obtenu de bons résultats en employant l'hydrastis contre les hémoptysies des tuberculeux, mais cette pratique ne s'est pas généralisée.

Les moyens hémostatiques locaux n'étant pas applicables dans le cas d'hémoptysie, les hémoptysies de la troisième période de la tuberculose pulmonaire exigeant plutôt le traitement général commun à toutes les grandes hémorragies, nous voulons étudier surtout la question du traitement des hémoptysies dues à une fluxion sanguine, les hémoptysies de la première période de la tuberculose.

La médication hémostatique, la seule utile dans ce cas, doit être une médication vaso-motrice provoquant l'ischémie pulmonaire par spasme des vaisseaux. Les médicaments vaso-moteurs étant des vaso-constricteurs généraux ou des vaso-dilatateurs, on se pose actuellement la question : « Lesquels doivent être employés, lesquels de ces deux groupes de médicaments agissent favorablement en provoquant l'hémostase ? »

Pour étudier la valeur thérapeutique de ces divers médicaments, les auteurs ont eu recours à l'expérimentation sur les animaux et à l'application clinique de ces produits.

Ce qu'il importe de savoir, ce n'est pas l'action vaso-constrictive ou vaso-dilatatrice générale, mais comment agissent ces différents médicaments sur la circulation pulmonaire prise à part.

III. ACTION DE QUELQUES MÉDICAMENTS VASO-MOTEURS SUR LA CIRCULATION PULMONAIRE : NITRITES, ADRENALINE, ERGOT, IPECA, TARTRE STIBIÉ.

C'est aux travaux de Bradford et de Déan qu'on doit les premières recherches sur les questions posées au chapitre précédent.

Ces deux auteurs ont surtout étudié l'action des vasodilatateurs périphériques (nitrite d'amyle surtout) sur la circulation pulmonaire. L'inhalation ou l'injection (les expériences ont été faites sur des chiens curarisés), est suivie d'augmentation de la pression carotidienne et pulmonaire, qui est suivie à son tour d'un retour graduel à la pression initiale. Tandis que la pression carotidienne a tendance à rester à un niveau inférieur à sa pression primitive, la pression pulmonaire reste à un niveau plus élevé.

Ce résultat est encore plus net lorsqu'on injecte successivement de petites doses de nitrite d'amyle. Chaque injection est alors suivie d'une chute de pression dans la grande circulation et d'une augmentation de pression dans la petite.

Petitjean ayant repris les mêmes expériences est arrivé aux mêmes résultats : le nitrite d'amyle élève la pression pulmonaire, d'autre part il dilate les vaisseaux des poumons isolés, c'est-à-dire si l'on opère sur le poumon isolé de la grande circulation, les vaisseaux pulmonaires se comportent comme ceux de la grande circulation et le médicament vaso-dilatateur général n'a alors aucune action particulière sur la circulation pulmonaire.

Wood a étudié l'action des autres nitrites sur la circulation pulmonaire : trinitrine, nitrite de soude, et les résultats obtenus étaient les mêmes qu'avec le nitrite d'amyle ; seulement les doses excessives de trinitrine produisent une chute de la pression dans les artères des deux circulations, probablement en déprimant le cœur.

En 1905, Léon Plumier a repris la question. Dans un très grand nombre d'expériences faites sur des chiens, l'auteur obtient des résultats confirmant ceux de Bradford et Déan. « Dix à quinze secondes après l'injection de trinitrine, la pression s'abaisse dans les carotides pendant qu'elle s'élève dans les artères pulmonaires et légèrement dans l'oreillette gauche. A partir de ce moment, la pression tend à regagner lentement le niveau normal dans les trois manomètres. » En injections intraveineuses, la trinitrine produit les mêmes effets que le nitrite d'amyle en inhalations, mais généralement la trinitrine donne des variations de pression plus rapides et plus considérables.

L'action expérimentale du gui, médicament hypotenseur, périphérique sur la circulation pulmonaire, n'a pas été étudiée.

L'adrénaline, médicament vaso-constrictif le plus actif, a été étudié pour la première fois par Cybulsky, qui voulait savoir son action sur la circulation pulmonaire. Cet auteur dit : « J'ai toujours observé une accumulation du sang surtout dans le poumon, assez souvent dans le cerveau et dans le cœur. Cette stase de sang dans la petite circulation est accompagnée de temps en temps d'une augmentation de volume du poumon. »

Velich, en employant la méthode manométrique, « n'a jamais vu la pâleur des poumons succéder à l'injection intraveineuse d'extrait de capsules surrénales ».

Mellin, d'après ses expériences sur des lapins curarisés, a conclu que « l'adrénaline amenant une élévation considérable de la tension dans la grande circulation, ne fait presque rien sur la petite ».

Plumier a vu la pression pulmonaire monter sous l'influence de l'injection de l'adrénaline, mais Petitjean, après une série d'expériences, est arrivé aux résultats qui se rapprochent de ceux de Cybulsky et Velich. Si, dans quelques cas, on pouvait voir une augmentation de la pression pulmonaire, cette augmentation était passagère et cédait place à une baisse considérable due à la dilatation vasculaire passive et intense.

Carnot et Josserand disent : « Au cours des recherches sur l'adrénaline, nous avons étudié directement l'action hémostatique sur les différents organes et le résultat de nos expériences probablement applicable à l'homme, nous a montré qu'à doses non toxiques, l'adrénaline était peu efficace dans les cas d'hémorragie viscérale. »

Leurs expériences ont été faites sur des cobayes, lapins, chiens. Les injections intraveineuses sont les plus efficaces : on obtint une élévation de pression notable, suivie généralement d'une assez forte dépression.

Les injections locales d'adrénaline dans différents organes ont donné les résultats suivants : « l'injection intraparenchymateuse d'adrénaline en plein tissu hépatique détermine une élévation très nette de la pression artérielle. 2° Au niveau du rein, l'adrénaline ne nous a paru avoir aucune action hémostatique appréciable. 3° Au niveau du poumon, l'injection intratrachéale ne nous a pas donné d'élévation de pression artérielle.

Les préparations d'ergot de seigle sont employées dans le traitement des hémoptysies depuis presque un siècle et très peu d'expériences ont été faites sur l'action de ce médicament sur la circulation pulmonaire.

Holmes a constaté la diminution du diamètre de la langue de grenouille après l'injection dans le sac lymphatique de V gouttes de la solution de la poudre d'ergot.

Clebs, Laborde et Péton, Schüller ont confirmé les résultats de Holmes en opérant sur des lapins et des chiens. L'action sur la pression artérielle a été longtemps discutée. Wertheimen et Megnin ont montré qu'en injections hypodermiques, l'ergotine élève toujours la pression artérielle périphérique sans abaissement préalable, tandis qu'en injections intraveineuses, elle produit une chute de pression suivie d'une augmentation.

Bradfort et Déan observent une chute de pression considérable, mais transitoire dans la grande circulation, suivie d'une augmentation progressive. On observe au contraire une augmentation d'emblée de la pression de l'artère pulmonaire.

Plumier conclut que « dans l'artère pulmonaire, la pression s'élève d'emblée sans subir de chute préalable et atteint bientôt une valeur relativement considérable qu'elle conserve pendant longtemps. Assez souvent, la pression pulmonaire ne se maintient pas au maximum atteint, mais, après y être parvenue, elle s'abaisse légèrement, tout en conservant une valeur supérieure à la normale. »

Mellin dit : « L'ergot s'emploie avec succès dans les hémorragies capillaires ; il n'en est pas de même dans celle des gros vaisseaux. Quant aux hémorragies pulmonaires, nos expériences prouvent qu'il est nuisible. Si dans une hémoptysie, le sang s'écoule par un vaisseau d'un certain calibre, l'hémorragie peut être aggravée. »

Comme on voit, les résultats sont peu démonstratifs et contradictoires.

L'action de l'ipéca sur la circulation pulmonaire demande de nouvelles recherches : tandis que Pécholier a constaté chez les animaux émétisés que les poumons étaient exsangues, Duckworth a observé au contraire une rougeur intense des bronches due à une forte hypérémie. Les effets varient d'ailleurs suivant les doses : les doses faibles, nauséeuses ou vomitives, anémient le poumon, tandis que les doses toxiques provoquent l'hyperémie. Le fait même d'un effort de vomissement que provoque l'ipéca, la violence des mouvements du diaphragme et de la poitrine produit des modifications de la pression sanguine intra-thoracique, qui amène une compression mécanique du parenchyme pulmonaire, une sorte de massage intérieur, qui chasse le sang accumulé et produit l'anémie du poumon.

Le tartre stibié, émétique, ne paraît pas avoir une action vaso-constrictive particulière sur les vaisseaux pulmonaires. Il n'agit que comme vomitif.

IV. — APPLICATIONS CLINIQUES DES VASO-CONSTRICTEURS

Dès que les propriétés vaso-constrictrices de l'adrénaline furent connues, on essaya de l'employer au traitement des hémorragies non accessibles au traitement chirurgical. Or, « les expériences ont démontré que quelle que soit la voie d'introduction de ce médicament, il est incapable de ralentir les hémorragies artificiellement provoquées par section directe des organes. » (Carnot et Josserand).

Souques et Morel rapportent neuf cas d'hémoptysie où l'hémostase fut obtenue après l'injection hypodermique d'adrénaline ; mais on peut objecter à ces résultats que l'adrénaline introduite par la voie sous-cutanée n'a aucune action sur les vaisseaux ; en plus, dans toutes les observations de Souques, entre l'administration du médicament et l'hémostase, il s'est écoulé de 15 minutes à 6 heures. Or. il est fréquent d'observer que l'hémorragie pulmonaire s'arrête spontanément au bout d'un temps plus ou moins long.

Jean Carret (Revista especialida, 1903) dit : « L'adrénaline est un médicament utile contre les hémoptysies qui se produisent dans la première période de la tuberculose ; par contre, elle doit être proscrite dans le traitement des hémoptysies cavitaires. »

Dans un cas, Dungans a vu le pouls devenir dur et l'hémorragie augmenter (British medical, 1904).

Carnot (Médication hémostatique, 1903) dit : « On doit se rappeler que l'adrénaline est un médicament très actif, souvent dangereux, surtout chez les cardiaques, à cause de son action immodérée sur le cœur et de la mort subite qu'il occasionne parfois, et chez les pulmonaires, à cause de la fréquence de l'œdème aigu du poumon. »

Donc, ce médicament est très difficilement maniable. Son action dans les hémoptysies est peu certaine, d'autant plus que les expériences physiologiques tendent à démontrer que l'adrénaline provoque parfois de la vaso-dilatation pulmonaire.

On a voulu faire des injections intrapulmonaires d'adrénaline, mais alors il faudrait savoir le siège précis de l'hémorragie, et en outre, la piqûre du poumon a déterminé, dans un cas de Gaillard un pneumothorax mortel.

L'ergot de seigle est un médicament classique des hémorragies. C'est à l'ergot qu'on a recours dans les cas d'hémoptysie.

Fenolhac (Th Paris 1873) rapporte un certain nombre d'hémoptysies traitées par l'ergot de seigle exclusivement. Les résultats sont contradictoires.

Trousseau, dans son « Traité de thérapeutique », ne parle de l'ergot que comme du modificateur de la fibre utérine.

Albert Robin (Traité de thérapeutique appliquée) dit que « quoique l'ergot de seigle soit un médicament classique dans les hémorragies, son utilité n'en est que peu démontrée. » Et dans les hémoptysies, il faut « en user avec précaution à cause de l'augmentation de la tension sanguine qu'il peut produire. »

Manquat admet son emploi dans les hémorragies bronchiques, car alors l'ergot agit sur les fibres lisses des vaisseaux bronchiques, la tension sanguine monte, l'hémostase peut se produire, mais on ne doit jamais l'employer dans les hémorragies pulmonaires, car il augmente la tension veineuse.

Carnot écrit : « Dans les hémorragies pulmonaires, l'action de l'ergot est très contestée et très contestable. Les résultats cliniques sont en effet peu remarquables. On emploie beaucoup l'ergotine, faute de mieux, contre les hémoptysies des tuberculeux, mais l'hémoptysie est rarement jugulée par ce seul moyen. Pour certains auteurs, il y aurait, sous l'influence de l'ergotine, la vaso-constriction à la périphérie et dans le petit bassin, et vaso-dilatation, au contraire, au niveau du poumon. »

« L'ergot n'a une action élective que sur les vaisseaux utérins, riches en fibres musculaires lisses. Les capillaires du poumon ne possèdent qu'un nombre très restreint de ces fibres, l'action vaso-constrictive de l'ergotine sur ces capillaires est des plus contestables. » (G. Lyon)

L'ipéca et le tartre stibié sont des médicaments que l'on emploie couramment contre les hémoptysies pulmonaires. Dans certains cas ils agissent favorablement et l'hémorragie s'arrête ; seulement, le tartre stibié, recommandé par Laënnec et Monnaret est dangereux. Dans les cas rebelles à toute autre médication et lorsque le malade n'est pas trop déprimé, on peut être autorisé à l'essayer, sans dépasser toutefois la dose de 0 gr. 05 centigrammes dans 24 heures.

V. APPLICATIONS THÉRAPEUTIQUES DES MÉDI- CAMENTS VASO - DILATATEURS : NITRITES, GUI, DANS LES HÉMOPTYSIES.

Le nitrite d'amyle fut expérimenté en clinique pour la première fois par F. Hare, en 1904, et dans les cinq cas d'hémoptysie, l'hémostase fut immédiate.

Rouget et Lemoine rapportent à la Société médicale des hôpitaux de Paris une quinzaine de cas, tous très favorables.

Rouget dit : « Les hémoptysies qui se produisent chez les tuberculeux à la période de début et à celle de ramollissement, cèdent assez facilement, en général, aux médications usuelles, voire même spontanément. Parfois, cependant, elles se montrent particulièrement rebelles, désespérant le malade, affolant son entourage. C'est en présence d'un cas de ce genre, d'une hémoptysie rebelle, que j'ai eu recours pour la première fois aux inhalations de nitrite d'amyle, dont les effets hémostatiques venaient d'être signalés par Francis Hare.

» Il s'agit d'un sous-officier de 32 ans, entré au Val-de-Grâce pour une infiltration tuberculeuse de tout le sommet droit. Pas de bacille de Koch dans l'expectoration.

» Soumis, dans un service spécial, au repos, à la cure d'air, et à la suralimentation, ce sous-officier est pris un matin, brusquement, sans cause appréciable, d'hémoptysie, occasionnant une toux quinteuse et fréquente. Condamné, comme il est de règle, au silence complet et au repos absolu au lit, ne recevant comme alimentation que quelques liquides refroidis, malgré les injections de morphine et d'ergotine, malgré l'injection de chlorure de calcium (3 gr. par jour), remplacé ensuite par l'ipéca à dose nauséeuse, malgré l'application répétée de ventouses sèches, le malade continuait toujours à cracher le sang, dont la coloration rutilante témoignait que l'hémorragie n'était pas arrêtée.

» Le quatrième jour, tous les médicaments antérieurs furent supprimés. Une première inhalation de X gouttes de nitrite d'amyle est faite le matin du cinquième jour à la visite.

» Dans la journée, le malade rend encore des crachats sanglants, mais en moindre abondance ; la toux est moins fréquente. Nouvelle inhalation à la contre-visite. La nuit fut calme, le sommeil paisible, et dès le lendemain, l'expectoration totalement modifiée, se composait de sang coagulé brunâtre, reliquat de l'hémorragie précédente, que le malade achevait d'expulser.

» Faut-il voir dans ce cas là une simple coïncidence ? Je ne le crois pas ,et voici pourquoi : chez ce malade, atteint de tuberculose à forme hémoptoïque, j'ai pu ultérieurement, à cinq reprises différentes, arrêter très rapidement, de la même manière, des hémoptysies qui, par leur mode de début, s'annonçaient comme devant être graves.

» Chez 9 autres tuberculeux atteints d'hémoptysie (6 à la période d'induration, 3 à la période de ramollissement), j'ai, avec les mêmes avantages, employé les inhalations de nitrite d'amyle, en dehors de toute autre médication. Ces 10 observations, jointes aux 2 rapportées par F. Hare (celle d'un mitral et celle d'un tuberculeux) montrent donc que vis-à-vis des hémoptysies, le nitrite d'amyle présente des propriétés hémostatiques réelles, efficaces.

» Il semble, dès lors, qu'une place doit lui être réservée, sinon avant, tout au moins à côté de l'ergotine, du chlorure de calcium, de l'ipéca, du sérum gélatiné, de l'hydrastis, de l'hamamélis. En sa faveur, plaident son application facile et son innocuité beaucoup plus grande qu'on ne l'avait cru d'abord, à la suite des communications de Rabuteau. Sa faible toxicité, démontrée par M. Hayem, permet donc de renouveler les inhalations, si besoin est. »

Lemoine, à la Société médicale de Paris, 1905, dit : « Aux succès enregistrés par M. Rouget, je puis ajouter 2 observations dans lesquelles le nitrite d'amyle en inhalations m'a donné d'excellents résultats. Il s'agit, dans l'une, d'un malade chez lequel les hémoptysies avaient résisté à l'emploi de l'ipéca et de l'opium, administrés suivant la méthode de Trousseau, puis aux injections d'ergotine et au chlorure de calcium en potion, à la dose de 1-2 grammes dans 24 heures, *deux* inhalations de nitrite d'amyle firent cesser les accidents. On pourrait penser qu'ici l'hémorragie pulmonaire, qui s'était prolongée depuis 3 jours, aurait peut-être cessé sans cette intervention ; mais chez le même malade, de nouvelles hémoptysies, survenues 8 jours après les premières, furent arrêtées immédiatement par l'emploi de trois inhalations dans les vingt-quatre heures.

» Il en fut de même pour le second malade, pour lequel j'employai le nitrite d'amyle dès le début des accidents. »

Pouliot (Archives médico-chirurgicales de Poitiers, 1906) signale deux cas d'hémoptysies à répétition très heureusement influencées par le nitrite d'amyle.

Bourland (Lyon Médical, 1905) relate 14 cas d'hémoptysies arrêtées d'une façon immédiate par le nitrite d'amyle.

De toutes ces observations, il découle que les hémoptysies du début de la tuberculose bénéficient le plus de ce médicament. Le traitement par le nitrite d'amyle est inef-
ficace quand l'hémorragie est due à l'ulcération d'un gros
vaisseau ou à la rupture d'un anévrisme de Rasmussen.

Gaussel, à la Société des sciences médicales de Montp.,
janvier 1911, dit : « J'ai eu l'occasion d'observer deux cas
d'hémoptysies chez des tuberculeux où la médication classique par les vaso-constricteurs ayant échoué, l'emploi
des vaso-dilatateurs a donné des résultats excellents.

» Le premier malade est un homme d'une trentaine
d'années, qui entra à l'hôpital au mois de septembre 1910
pour une hémoptysie assez abondante, symptomatique
d'une tuberculose au début. Il avait été traité en ville et
avait pris pendant plusieurs jours de l'ergotine. Après son
entrée à l'hôpital, les crachements de sang persistèrent et
résistèrent même aux injections d'ergotine qui lui furent
faites pendant 2 jours ; le malade, dans les 24 heures, cra-
chait un demi-verre de sang spumeux, traduisant une hémorragie en pleine activité. L'examen de la poitrine per-
mettait de se rendre compte que cette hémorragie avait son
siège au sommet du poumon gauche, fortement congestion-
né. Devant l'insuccès de la méthode employée (ergotine et
opium), je résolus d'avoir recours au traitement par les
médicaments hypotenseurs. Je prescrivis des inhalations,
plusieurs fois répétées dans la journée, de nitrite d'amyle et
une potion avec X gouttes de solution alcoolique au 1/100
de trinitrine et 5 milligr. d'héroïne à prendre dans 24 heures. L'action de ce médicament se fit très rapidement sen-
tir. Dès les premiers jours, les crachats rouges disparu-
rent, et dès le lendemain, le malade n'expectorait plus que
des crachats noirs, symptomatiques d'une hémorragie ta-
rie, dont il ne restait plus que des caillots à éliminer.

L'amélioration de l'état général fut assez rapide, l'hémoptoïque resta apyrétique : plus tard, ce malade fut atteint
d'une pleurésie avec épanchement, relevant sans doute de
la tuberculose en évolution chez lui ; il quitta l'hôpital,
après avoir été guéri de sa pleurésie, et fut perdu de vue.

» M. X..., âgé de 30 ans environ, a été réformé du service
militaire, il y a dix ans, après avoir contracté un engage-
ment volontaire et avoir servi quelque temps dans un régi-
ment du centre de la France; cette réforme, malgré les ré-
ticences de la famille, a été certainement motivée par un début de la tuberculose pulmonaire. M. le professeur Rauzier,
consulté à cette époque, a conseillé une cure au Mont-Dore,
qui a donné d'excellents résultats : le malade et sa famille
reconnaissent que, depuis ce moment, tout semblait rentré
dans l'ordre, bien que les hivers fussent marqués par le retour de quelques « rhumes ». Depuis deux ans, le malade
ayant souffert des reins, le médecin de la famille avait
diagnostiqué une lithiase rénale et proscrit toute alimentation carnée. Ce jeune homme menait une vie très rangée et
s'occupait aux travaux de la campagne. Il a perdu, l'année
dernière, une sœur, emportée par une pthisie galopante ;
son père et sa mère sont en excellente santé. Dans les der-
niers temps, le malade se plaignait déjà d'une faiblesse générale et toussait un peu ; il mettait cette asthénie sur le
compte du régime et de la privation de viande.

» Le vendredi 18 novembre, après son repas de midi,
il va se coucher sur la paille humide et s'endort ; à son ré-
veil, il se sent saisi par le froid et ne parvient pas à se
réchauffer jusqu'au soir ; il passe une nuit d'insomnie et,
vers le matin, éprouve un besoin de cracher et expectore en
assez grande abondance du sang rouge et spumeux. Cette
hémoptysie l'effraie et le détermine à venir à Montpellier,
le samedi, consulter un médecin, plutôt que de faire appeler

le médecin de famille. Arrivé à Montpellier, il doit s'aliter dans une chambre d'hôtel, où il reçoit les soins de MM. les professeurs Rauzier et Vedel.

» Le traitement classique de l'hémoptysie est institué dans toute sa rigueur : boissons glacées, glace sur le thorax, morphine, chlorure de Ca, ergotine, kermès sont successivement prescrits avec quelques inhalations de nitrite d'amyle.

» Je suis appelé à remplacer auprès de ce malade mon ami, M. Vedel, le dimanche soir. Dans la journée, l'hémoptysie a continué, très abondante ; on me montre une cuvette renfermant le sang rendu depuis ce matin : on peut évaluer à 300 grammes de sang au minimum l'abondance de cette hémoptysie. Le pouls est petit, rapide, la température atteint 38°5. Je fais continuer les prescriptions faites par mes confrères et je recommande, après avoir fait jeter le contenu de la cuvette, de recueillir le sang qui pourrait être expectoré pendant la nuit.

» Le lundi matin, j'apprends que l'hémoptysie a continué et je trouve le malade assis sur son lit, au milieu d'une quinte de toux. J'assiste ainsi à l'évacuation d'une notable quantité de sang rouge âcre, spumeux, provenant d'une hémorragie pulmonaire en pleine activité. Pendant la durée de ma visite, le malade crache ainsi un demi-verre de sang presque pur. Pendant la nuit, le malade a achevé de prendre les potions prescrites la veille ; devant l'insuccès des médicaments vaso-constricteurs, je me décide (tout en continuant les autres médications, y compris la médication calmante par l'héroïne), à essayer les vaso-dilatateurs. Je prescris immédiatement une inhalation d'une ampoule de nitrite d'amyle et une potion contenant une goutte de trinitrine par cuillerée à soupe, à prendre par grandes cuillerées toutes les deux heures. Je revois le malade dans

l'après-midi et j'apprends- qu'il n'a plus eu de craclie-
ments de sang abondants comme ceux des deux jours pré-
cédents ou comme celui auquel j'ai assisté le matin même ;
de temps en temps, dans un effort de toux, le malade crache encore rouge.

» Le mardi matin, l'hémorragie a complètement cessé ;
les crachats sont rares et sont formés de caillots, traduisant
un processus hémorragique déjà éteint. A partir de ce moment, le malade n'a plus craché rouge.

» L'examen pratiqué à plusieurs reprises a permis de se
rendre compte que le poumon droit est fortement conges-
tionné ; la température s'est maintenue entre 38 et 39°,
jusqu'au moment où ce malade a pu quitter sa chambre
d'hôtel, cinq jours après la cessation de l'hémoptysie, pour
rentrer à l'Hôpital-Suburbain. La fièvre a atteint 40° le
jour de son transport à l'hôpital où, grâce aux soins de M.
le Professeur Rauzier, son état s'est rapidement amélioré :
la fièvre est tombée progressivement, la congestion du
poumon atteint a rétrocédé sous l'influence d'un traitement par le tartre stibié.

Au sanatorium des tuberculeux, nous avons pu recueillir
les quelques observations concernant l'emploi de nitrite
d'amyle et de trinitrine dans les hémoptysies, dont nous
donnons des résumés.

OBSERVATIONS

OBSERVATION PREMIÈRE

V... Alfred, âgé de 22 ans, entré au sanatorium le 19 mai 1911. Diagnostic : bacillose subaiguë à forme congestive.

Rien à signaler dans les antécédents personnels.

Début de la tuberculose au mois de décembre 1910 par une bronchite aiguë avec fièvre. Dix jours après la première hémoptysie abondante, on fait entrer le malade à l'hôpital militaire. Il y reste deux mois. Hémoptysies répétées, toux, fièvre vespérale, ictère.

Depuis le mois de juin, le malade, dans sa famille, se rétablit mal, il continue à tousser. Pas d'amaigrissement, pas d'asthénie, pas de dyspnée, mais dyspepsie assez accentuée qui fait entrer le malade au sanatorium.

Examen. — Etat général assez bon. Facies coloré. Fièvre, 38°. Pouls, 88.

A l'auscultation, on trouve : en avant, à gauche, inspiration rude, expiration prolongée. Râles secs et humides.

En avant, à droite, petits râles à la toux.

En arrière, sous-crépitants au sommet gauche et obscurité à droite.

6 juin. — Hémoptysie assez abondante à midi. Elle se répète la nuit suivante, malgré l'inhalation de nitrite

d'amyle pendant un jour et potion à la trinitrine et à l'héroïne pendant plusieurs jours. Les jours qui suivent, crachats sanguinolents. Fièvre plus élevée.

12 juin. — Hémoptysie plus abondante. Inhalations de nitrite d'amyle et trinitrine en injection : 2 gouttes par cc. Le malade reçoit deux injections et deux inhalations de nitrite d'amyle.

13 juin. — L'hémoptysie a cessé. Fièvre baisse. Tension, 14. Pouls, 100. Pas de râles en avant. On continue un jour la trinitrine.

14 juin. — Plus d'hémoptysie. Suppression de la trinitrine.

15 juin. — Dans la nuit, hémoptysie assez abondante. Trois injections de trinitrine arrêtent l'hémoptysie.

16 juin. — Deux injections de trinitrine par précaution.

17 juin. — Une injection.

18 jun. — Point de côté à gauche.

19 et 20 juin. — Crachats rouillés. Obscurité respiratoire et râles de congestion.

25 juin au 1er juillet. — Congestion hémoptoïque. Hémoptysie assez abondante. Insuccès de la trinitrine, de l'ergotine en injection.

L'hémoptysie se calme avec la poussée congestive. Point de côté assez violent. Huile camphrée pour soutenir le cœur.

15 juillet. — Le malade sort du sénatorium.

OBSERVATION II

V... Antoine, âgé de 29 ans, entré au sanatorium le 29 avril 1911, avec le diagnostic de bacillose pulmonaire chronique avec poussée subaiguë à forme dyspnéique et cyanotique. Signes de bronchite diffuse.

2 mai. — Hémoptysie assez abondante. Inhalations de nitrite d'amyle et trinitrine en potion. L'hémoptysie dure
36 heures, mais le malade avait eu antérieurement des hémoptysies qui duraient beaucoup plus longtemps et furent
traitées par l'ergotine.

Le malade sort le 20 mai sans avoir eu d'autres hémoptysies.

OBSERVATION III

L... Raoul, âgé de 27 ans, entré à l'hôpital le 20 mars 1911
avec le diagnostic de bacillose chez un alcoolique. Ne s'est
jamais traité avant son entrée au sanatorium. Forme pleu-
ro-pulmonaire avec caverne au sommet gauche. Evolution
apyrétique.

Après un court séjour au sanatorium, le malade sort et,
le 30 août 1911, rentre de nouveau pour une légère hémoptysie. La trinitrine en potion l'arrête, mais une nouvelle
hémoptysie foudroyante l'emporte au mois de septembre.

OBSERVATION IV

R... Louis, âgé de 41 ans, entre à l'hôpital le 15 juillet
1911, avec le diagnostic de tuberculose pulmonaire chez un
diabétique paludéen. Evolution chronique actuellement bilatérale, fébrile, à la troisième période.

Le malade tousse et crache depuis deux ans. Première
hémoptysie en mai 1911 ; l'hémoptysie peu abondante, cal-
mée par la guipsine, l'ergotine et le chlorure de calcium.

En juin, deuxième hémoptysie peu abondante. Le 4 juillet troisième hémoptysie peu grave. Le 8 juillet, nouvelle hémoptysie, abondante, cette fois, arrêtée par la potion à la trinitrine dans la même journée.

Pas d'autres hémoptysies jusqu'au 18 août 1911. Le malade sort de l'hôpital et meurt deux jours après sa sortie.

OBSERVATION V

R... Augustine, âgée de 50 ans. Entre à l'hôpital le 15 juillet 1911. Bacillose pulmonaire discrète sans expectoration. Marche rapide en deux mois. Infiltration étendue du côté droit. Amaigrissement rapide. Début il y a deux mois environ par une toux sèche non quinteuse, sans expectoration ni hémoptysie. Dyspnée facile. Asthénie avec amaigrissement.

Le 3 septembre, hémoptysie assez abondante. Potion à la trinitrine. L'hémoptysie cesse le même jour.

OBSERVATION VI

N... Aline, âgée de 22 ans, entrée à l'hôpital le 28 juillet 1911. Diagnostic : tuberculose du sommet droit apyrétique. Évolution lente. A l'entrée, on lui fait l'injection de la tuberculine dans un but de diagnostic (1 centième de milligramme de tuberculine de l'Institut Pasteur). Réaction fébrile, t° 38° et hémoptysie assez abondante, qui fut arrêtée au bout de 24 heures par l'administration de la trinitrine en potion.

OBSERVATION VII

F... Jules, âgé de 30 ans. Entré à l'hôpital le 30 septembre 1911. Tuberculose pulmonaire bilatérale. Ramollissement à droite, induration à gauche. Début de la maladie par une hémoptysie abondante qui dura 18 jours. Depuis, le malade tousse et crache. Dyspnée facile, surtout depuis l'hiver dernier.

Le 12 novembre, hémoptysie assez abondante, qui s'arrête le même jour après un traitement par la trinitrine. Le 22 novembre, le malade sort du sanatorium sans avoir eu d'autres hémorragies.

OBSERVATION VIII

C... Casimir, âgé de 58 ans. Entré au sanatorium le 31 juillet 1911.

Début il y a deux ans environ par toux d'abord sèche, puis avec expectoration. Jamais d'hémoptysie. Dyspnée facile. Asthénie avec amaigrissement.

Le 29 septembre, première hémoptysie. Traitée par la trinitrine, l'hémoptysie s'arrête.

OBSERVATION IX

G... Marguerite, âgée de 17 ans, entrée à l'hôpital le 20 mars 1911 pour bacillose pulmonaire bilatérale avec ramollissement. Bon état général. Traitement par les injections de tuberculine, qui provoquent chaque fois une réaction fébrile légère. Augmentation de poids.

12 novembre. — Hémoptysie assez abondante, qui cesse au bout de 24 heures après l'administration de la trinitrine en potion.

Le gui de chêne est un médicament qui, depuis très long-temps, est employé en médecine populaire contre les hé-moptysies. Gaultier a vu des hémoptysies rebelles à tout traitement céder à l'emploi de la teinture de cette plante. Ces succès l'ont encouragé, et avant de savoir les proprié-tés physiologiques de cette plante, il a essayé de l'em-ployer contre les hémoptysies des tuberculeux.

Gaultier dit (Bulletin général de thérapeutique, 1906) : « Sans vouloir prématurément vanter les vertus curatrices du gui de chêne dans les hémoptysies des tuberculeux, nous avons pu constater que dans 7 cas où l'hémoptysie était de nature congestive, hémoptysie active, peut-on dire, le gui de chêne s'est montré efficace. Que la seule fois où il ait échoué, c'est qu'il s'agissait d'un cas qui résisterait à tout traitement, à savoir d'une hémoptysie par rupture anévrismale. »

Nous relevons encore dans ces observations le fait cu-rieux à signaler de l'abaissement de la pression artérielle périphérique et de l'accélération des battements cardia-ques, qui s'est montré quatre fois en corrélation avec l'administration du médicament.

OBSERVATION X
(Bonhomme, Thèse Paris, 1908)

M. X..., âgé de 35 ans, entre à l'hôpital Necker, salle Trousseau, numéro 10, le 12 avril 1908, pour bacillose pulmonaire à forme congestive bilatérale.

Examen. — Respiration rude, expiration prolongée ; quelques craquements aux sommets et râles de congestion à deux bases.

Le 19 avril, première hémoptysie abondante ; le malade rend demi-crachoir de sang pur légèrement aéré. Pendant les jours qui suivent, il présente encore des crachats légèrement striés de sang.

Le 22 avril, on lui administre 6 pilules d'extrait de gui et on continue cette médication tous les jours jusqu'au 30 avril exclusivement. L'hémoptysie a complètement cessé.

OBSERVATION XI
(Bonhomme)

M. X..., âgé de 22 ans, entre à l'hôpital le 30 avril 1906. Diagnostic : hémoptysie au début de la tuberculose, qui ne cède pas à l'ergotine ni au chlorure de calcium.

Le 6 mai, l'hémoptysie est plus abondante. On administre 6 pilules de gui qui arrêtent l'hémoptysie et le lendemain il n'y a plus que quelques crachats sanguinolents. On donne 4 pilules de gui pendant les 6 jours consécutifs ; l'hémoptysie est complètement arrêtée et le malade quitte l'hôpital le 18 mai sans avoir eu une nouvelle hémoptysie et n'ayant d'autre médicament que les 4 pilules d'extrait de gui par jour.

OBSERVATION XII
(Gaultier)

N... Augustin, 32 ans, représentant de commerce, entre dans la salle Saint-Christophe le 6 mars 1906 avec le diagnostic de l'hémoptysie au début de la tuberculose.

Début de la maladie il y a un mois par une toux. Point pleurétique à droite.

Examen. — En avant et à droite, matité ; souffle, râles. sous-crépitants.

En arrière, matité dans la fosse sus-épineuse et râles de congestion pulmonaire jusque dans la partie moyenne du poumon. Rien à gauche.

Ce malade a eu la première hémoptysie le 4 mars 1906 et qui persistait à son entrée à l'hôpital. A ce moment, on lui donne des pilules de Trousseau (ipéca et opium, 0,05 de chacun) et l'hémoptysie se poursuit sans fièvre. Tension, 21. Pouls, 80.

Le 10 mars, l'hémoptysie redouble. On remplace alors la médication de l'ipéca par une potion calmante avec 0 g. 50 cent. d'ergotine à prendre dans 24 heures. Pression artérielle, 22. Pouls, 84.

Le 13 mars, l'hémoptysie continue, malgré l'adjonction de chlorure de calcium.

Le 15 mars, une nouvelle hémoptysie très abondante. On donne 6 pilules d'extrait de gui et 2 cuillerées de sirop de morphine, mais l'hémopytsie ne s'arrêtant pas, on ajoute le lendemain encore 2 pilules de gui.

Le 17 mars, les crachats hémoptoïques deviennent de plus en plus rares, et le 22 mars, le malade quitte l'hôpital ne crachant plus de sang depuis trois jours, mais, par précaution, on lui donne 4 pilules de gui par 24 heures.

CONCLUSIONS

I. — La médication hémostatique peut agir soit sur le sang (en le coagulant), soit sur les vaisseaux (en provoquant le spasme vasculaire.)

II. — Les médicaments modifiant la plasticité du sang, le chlorure de calcium, la gélatine trouvent leurs indications dans les hémoptysies cavitaires.

III. — Dans les formes hémoptoïques de la tuberculose pulmonaire, les médicaments vaso-moteurs quels qu'ils soient, n'ont aucune action : les parois vasculaires altérées ne peuvent plus réagir à l'excitation médicamenteuse. On doit agir alors plutôt sur le sang lui-même et tâcher de provoquer la coagulation sur place ou empêcher le sang de transfuser.

IV. — Dans les hémoptysies du début de la tuberculose, quand les parois vasculaires sont relativement saines, les médicaments vaso-moteurs peuvent donner de bons résultats, et alors les *vaso-dilatateurs périphériques* paraissent, dans la plupart des cas, plus efficaces que les vaso-constricteurs.

V. — L'ergot de seigle ne peut pas être considéré comme un médicament d'urgence dans les hémoptysies, car ses effets sont infidèles, les résultas sont contradictoires.

VI. — L'adrénaline est un médicament dangereux et son emploi dans les hémoptysies est de plus en plus rare.

VII. — Les nauséeux sont ischémients pulmonaires, sédatifs du système nerveux, hypotenseurs de la grande circulation : leur action dans les hémoptysies est souvent favorable.

VIII. — Les bons résultats obtenus avec de l'opium et de la morphine sont dus à ce que ces médicaments sont sédatifs du système nerveux et vaso-dilatateurs périphériques.

IX. — L'action du gui de chêne est souvent favorable, quoique ce médicament ne soit pas suffisamment étudié pour qu'on puisse se prononcer à son sujet.

X. — Les nitrites, en général, le nitrite d'amyle et la trinitrine surtout, sont d'excellents agents thérapeutiques de l'hémoptysie. Dans des cas où les vaso-constricteurs généraux ont échoué, où les vomitifs et l'opium restent inefficaces, les nitrites en un très court laps de temps ont arrêté l'hémoptysie.

Les hypotenseurs généraux sont des médicaments d'urgence : quand ils arrêtent l'hémoptysie, leur action est rapide et durable.

BIBLIOGRAPHIE

Barbary (de Nice). — L'article au Congrès de la tuberculose, 1905.

Bonhomme (L.). — « Gui en Thérapeutique ».

Boyé. — Th. Paris, 1909.

Bulletin Général de la Thérapeutique 1906, 1907, 1908.

Brissaud, Pinard, Reclus. — Pratique médico-chirurgicale.

Carnot et Josserand. — Des différences d'action de l'adrénaline sur la pression sanguine suivant les voies de pénétration.

Carnot et Josserand. — Sur la valeur hémostatique de l'adrénaline.

Carnot. — L'article dans « Actualités » médico-chirurgicales, 1903.

Carnot. — Médication hémostatique.

Chobault. — Sur l'action du gui dans les hémoptysies.

Congrès internation. de la tuberc., 1906.

Déribéré-Desgrade. — Thèse, Paris, 1909.

Dumarest. — Etiologie clinique des hémorragies des tuberculeux.

Grasset. — Congestion pulmonaire et hémoptysie, 1896.

Journal de thérapeutique 1905, 1906.

I.-J.-Le-Jong. — Traitement des hémoptysies chez les tuberculeux.

LESTRAT. — Th. Paris 1910.

Montpellier Médical 1910-1911.

MANQUAT. — Traité élémentaire de thérapeutique.

PLUMIER. — Action de la trinitrine et du nitrite d'amyle sur la circulation pulmonaire.

PIC et PETITJEAN. — Effets comparés du nitrite d'amyle sur la grande et la petite circulation.

PETITJEAN. — Th. Lyon 1908. Action de quelques médicaments vaso-moteurs sur la circulation pulmonaire.

ROUGET et LEMOINE. — L'article à la Société Médicale des Hôpitaux de Paris, 1905.

RAUZIER. — Thérapeutique moderne des hémorragies.

VACHEZ. — Th. Paris 1908. Contribution à l'étude thérapeutique du gui.

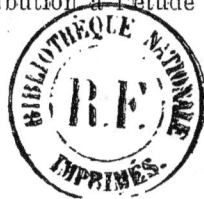

SERMENT

En présence des Maîtres de cette Ecole, de mes chers condisciples et devant l'effigie d'Hippocrate, je promets et je jure, au nom de l'Etre suprême, d'être fidèle aux lois de l'honneur et de la probité dans l'exercice de la Médecine. Je donnerai mes soins gratuits à l'indigent, et n'exigerai jamais un salaire au-dessus de mon travail. Admise dans l'intérieur des maisons, mes yeux ne verront pas ce qui s'y passe ; ma langue taira les secrets qui me seront confiés, et mon état ne servira pas à corrompre les mœurs, ni à favoriser le crime. Respectueuse et reconnaissante envers mes Maîtres, je rendrai à leurs enfants l'instruction que j'ai reçue de leurs pères.

Que les hommes m'accordent leur estime si je suis fidèle à mes promesses ! Que je sois couverte d'opprobre et méprisée de mes confrères si j'y manque.

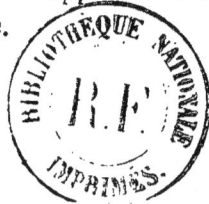

www.ingramcontent.com/pod-product-compliance
Lightning Source LLC
Chambersburg PA
CBHW071351200326
41520CB00013B/3178